BEI GRIN MACHT SICH IHR WISSEN BEZAHLT

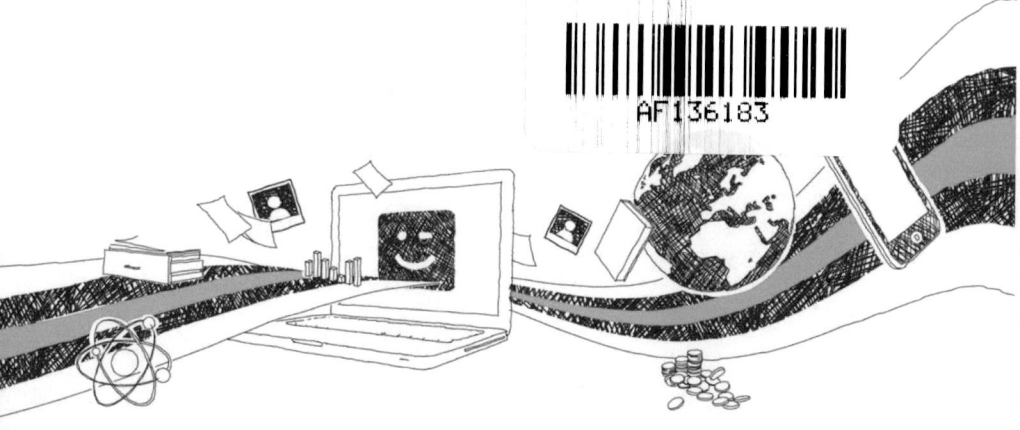

AF136183

- Wir veröffentlichen Ihre Hausarbeit,
  Bachelor- und Masterarbeit

- Ihr eigenes eBook und Buch -
  weltweit in allen wichtigen Shops

- Verdienen Sie an jedem Verkauf

Jetzt bei www.GRIN.com hochladen und kostenlos publizieren

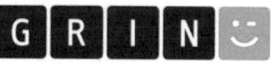

Eveline Otte im Kampe

Sexuelle Belästigung am Arbeitsplatz – eine Belastung für die Gesundheit von Frauen

GRIN Verlag

Bibliografische Information der Deutschen Nationalbibliothek:

Die Deutsche Bibliothek verzeichnet diese Publikation in der Deutschen National-
bibliografie; detaillierte bibliografische Daten sind im Internet über http://dnb.d-
nb.de/ abrufbar.

Impressum:

Copyright © 2009 GRIN Verlag GmbH
Druck und Bindung: Books on Demand GmbH, Norderstedt Germany
ISBN: 978-3-640-90436-5

Dieses Buch bei GRIN:

http://www.grin.com/de/e-book/171217/sexuelle-belaestigung-am-arbeitsplatz-
eine-belastung-fuer-die-gesundheit

GRIN - Your knowledge has value

Der GRIN Verlag publiziert seit 1998 wissenschaftliche Arbeiten von Studenten, Hochschullehrern und anderen Akademikern als eBook und gedrucktes Buch. Die Verlagswebsite www.grin.com ist die ideale Plattform zur Veröffentlichung von Hausarbeiten, Abschlussarbeiten, wissenschaftlichen Aufsätzen, Dissertationen und Fachbüchern.

Besuchen Sie uns im Internet:

http://www.grin.com/

http://www.facebook.com/grincom

http://www.twitter.com/grin_com

Hochschule für Angewandte Wissenschaften Hamburg

Fachbereich Life Sciences

Studiengang Health Sciences

Sexuelle Belästigung am Arbeitsplatz – eine Belastung für die Gesundheit von Frauen

Hausarbeit

im Modul Soziologie, Psychologie und Wissenschaftliche Methodik

SS 2009

Vorgelegt von:

Eveline Otte im Kampe

Hamburg, 21. August 2009

Inhaltsverzeichnis

1 Einleitung

Sexuelle Belästigung am Arbeitsplatz ist keine Ausnahmeerscheinung sondern eine stark verbreitete und verdeckte Form von sexueller Gewalt und geschlechtsspezifischer Diskriminierung. Sie existiert, seitdem Frauen erwerbstätig sind. Bereits 1896 forderte das „Centralblatt für Sozialpolitik" den Schutz der Arbeiterinnen vor den unsittlichen Anträgen ihrer Kollegen (Tebart, 1998). Zunehmende Berücksichtigung bekommt das Problem seit Studien in den 80er Jahren, nachdem es jahrzehntelang tabuisiert worden ist. Trotzdem findet sexuelle Belästigung am Arbeitsplatz immer noch tagtäglich in verschiedenen Formen statt (Hugo, 2007).

Ich habe dieses Thema gewählt, weil mich interessiert, welche Folgen durch sexuelle Belästigung am Arbeitsplatz für die Gesundheit und Lebensqualität der Frauen entstehen können und welche Maßnahmen es gibt, um den Betroffenen zu helfen. Dazu soll die vorliegende Arbeit einen Einblick geben.

Es wird auf das Ausmaß und verschiedene Formen von sexueller Belästigung am Arbeitsplatz eingegangen und es werden Ursachen und Funktionen erläutert. Das Kapitel „Folgen von sexueller Belästigung" soll zeigen, welche Auswirkungen es u.a. auf die Gesundheit der Frauen haben kann. Außerdem werden die wichtigsten rechtlichen Regelungen zum Tatbestand der sexuellen Belästigung am Arbeitsplatz genannt und es werden Handlungsmöglichkeiten für die Betroffenen und den Betrieb vorgeschlagen.

Täter und Opfer von sexueller Belästigung können Männer und Frauen sein. Da Männer selten Opfer und Frauen selten Täter sind (Müller und Schröttle, 2004), habe ich entschieden, mich in der vorliegenden Arbeit auf Frauen als Opfer und Männer als Täter zu konzentrieren.

2 Ausmaß und Formen von sexueller Belästigung

Bevor auf das Ausmaß und die Formen von sexueller Belästigung eingegangen wird, soll der Begriff sexuelle Belästigung definiert werden:

„Sexuelle Belästigung ist ... ein unerwünschtes, sexuell bestimmtes Verhalten, wozu auch unerwünschte sexuelle Handlungen und Aufforderungen zu diesen, sexuell bestimmte körperliche Berührungen, Bemerkungen sexuellen Inhalts sowie unerwünschtes Zeigen und sichtbares Anbringen von pornographischen Darstellungen gehören. Das Verhalten muss dabei bezwecken oder bewirken, dass die Würde der betreffenden Person verletzt wird" (Bundesministerium für Familie, Senioren, Frauen und Jugend, 2007).

Im Auftrag des Bundesministeriums für Familie, Senioren, Frauen und Jugend wurde in der Studie „Lebenssituation, Sicherheit und Gesundheit von Frauen in Deutschland" eine repräsentative Untersuchung zu Gewalt gegen Frauen durchgeführt. Die Studie konnte u.a. zeigen, dass sexuelle Belästigung keine Ausnahmeerscheinung ist und meistens von Männern an Frauen verübt wird. Dabei gab 58% der befragten Frauen an, schon einmal sexuelle Belästigung im öffentlichen und privaten Raum und Arbeitskontext erlebt zu haben. 42% der Frauen wurde durch Personen aus Arbeit, Ausbildung oder Schule belästigt. 95% der Frauen gab Männer als Täter an. Zu 45% waren es Arbeitskollegen, zu 25 % Vorgesetzte und zu 19% Kunden oder Patienten (Müller und Schröttle, 2004).

In einer Studie zum Thema „Sexuelle Belästigung am Arbeitsplatz" aus den 90er Jahren wurden die betroffenen Frauen nach den Belästigungsformen gefragt. Dabei gab 54% der befragten Frauen an, dass ihnen berufliche Nachteile angedroht wurden bei Verweigerung der sexuellen Handlung. 84% wurde mehrfach belästigt und bekam wiederholt Telefonate und Briefe mit sexuellen Anspielungen. 50% der Frauen erhielt anzügliche Bemerkungen über ihre Figur und ihr Privatleben. Ein Drittel der befragten Frauen gab unerwünschte Einladungen mit eindeutiger Absicht, Pokneifen, Poklapse oder das Zeigen von pornografischen Bildern als Belästigungsform an. 25 % wurde an die Brust gefasst und 3% wurde zu sexuellen Handlungen gezwungen (Holzbrecher et al., 1997).

Was sexuelle Belästigung ist, hängt von dem subjektiven Empfinden der belästigten Personen ab. Wobei man berücksichtigen muss, dass jedeR eine andere Toleranzgrenze hat. Außerdem gibt es zwischen den Geschlechtern unterschiedliche Vorstellungen davon, was unter sexueller Belästigung zu verstehen ist. Was für Frauen schon sexuelle Belästigung ist, kann für Männer nur ein Flirt sein (Hugo, 2007). Dadurch wird die Definition und Abgrenzung von sexueller Belästigung erschwert.

3   Ursachen und Funktionen von sexueller Belästigung

Eine Ursache für sexuelle Belästigung sind Geschlechtstereotype, d.h. „ ... stark vereinfachende, eingewurzelte Vorstellungen über angeblich charakteristische Merkmale von Frauen und Männern" (Wobbe und Nunner-Winkler, 2007, S. 311). Durch Geschlechtsstereotype werden Frauen dafür verantwortlich gemacht, wenn sie belästigt werden. Aufreizend gekleidete Frauen hätten selbst Schuld, weil sie die männliche Erregung aktivieren, die Männer nicht kontrollieren könnten. Hinzu kommt die Vorstellung, dass sexuelle Belästigung durch Männer Ausdruck ihres gesunden Trieblebens und sexueller Freiheit sei. Sie stärken dadurch ihr Männlichkeitsgefühl und gewinnen in den Augen ihrer männlichen Kollegen an Status (Schnock, 1999).

Außerdem werden Männern und Frauen bestimmte Rollen von der Gesellschaft zugeschrieben. Geschlechtsrollen sind „ ... unterschiedliche Aufgaben, die die Gesellschaft jedem der beiden Geschlechter zuschreibt und als männlich oder weiblich charakterisiert" (Wobbe und Nunner-Winkler, 2007, S. 311). Frauen sollen für den Haushalt und die Kinderbetreuung zuständig sein und von Männern wird erwartet, ihre Funktion als „Ernährer" der Familie zu erfüllen, indem sie einem Beruf nachgehen.

Wenn Frauen sich trotz der traditionellen Vorstellungen entschließen zu arbeiten, werden sie im Beruf weniger nach Leistung sondern mehr nach stereotypen Weiblichkeitsbildern beurteilt. Dies führt dazu, dass Männer eher befördert werden und mehr in Führungspositionen zu finden sind. Diese ungleiche Verteilung der hierarchischen Positionen nennt man vertikale Segregation des Arbeitsmarktes (Wobbe und Nunner-Winkler, 2007). Dadurch entstehen hierarchische Strukturen im Betrieb, die Männern ein Überlegenheitsgefühl gegenüber Frauen vermitteln. Durch sexuelle Belästigung wollen Männer ihre eigene Vorrangstellung sichern und den eigenen Selbstwert stabilisieren. Es wird als Mittel benutzt, um die Erwerbsarbeit und Erwerbsfähigkeit von Frauen herabzusetzen. Dadurch sollen die Unterschiede zwischen den Geschlechtern hergestellt und aufrechterhalten werden, wenn Frauen vermehrt in den Arbeitsmarkt eindringen und den Männern Konkurrenz machen. Jedoch sind diese Hintergründe den Männern häufig nicht bewusst, wenn sie Frauen belästigen (Schnock, 1999).

Geschlechtsstereotype und hierarchische Strukturen auf dem Arbeitsmarkt sind also ein Risikofaktor für sexuelle Belästigung. Das zeigt sich auch u.a. dadurch, dass Personen ein höheres Risiko haben, Opfer von sexueller Belästigung zu werden, die neu im Betrieb oder in niedrigen Positionen beschäftigt sind (Hugo, 2007).

4   Sexuelle Belästigung – ein Gesundheitsrisiko

Das Bundesministerium für Familie, Senioren, Frauen und Jugend hat in der Studie „Lebenssituation, Sicherheit und Gesundheit von Frauen in Deutschland" herausgefunden, dass sexuelle Belästigung weit reichende und nachhaltige psychische, körperliche, soziale und ökonomische Folgen hat.

40,7 % der befragten sexuell belästigten Frauen gab mehr als 11 körperliche Beschwerden in den letzten 12 Monaten an. Im Gegensatz dazu hatte 20,8 % der befragten Frauen mehr als 11 körperliche Beschwerden in den letzten 12 Monaten, die nicht sexuell belästigt wurden.

Der Unterschied unter den Befragten bei den psychischen Folgen ist noch größer. 58 % der sexuell belästigten Frauen gab mehr als sieben psychische Beschwerden in den letzten 12 Monaten an. Bei den nicht sexuell belästigten Frauen waren es 28,7 %.

Des Weiteren wurden die betroffenen Frauen nach ihren Überlebens- und Bewältigungsstrategien befragt. 7,8 % der sexuell belästigten Frauen gab einen täglichen oder fast täglichen Alkoholkonsum an, während die nicht betroffenen Frauen zu 6 % täglich oder fast täglich Alkohol konsumieren. Ein ähnliches Bild ergab sich beim Tabakkonsum. 19,1 % der sexuell belästigten Frauen raucht mehr als 10 Zigaretten täglich während 11,7% der nicht Betroffenen mehr als 10 Zigaretten täglich raucht. 25,1 % der Betroffenen hatte Komplikationen bei Schwangerschaft und Geburt und bei 26,9 % waren Unterleibsoperationen nötig. Bei den nicht Betroffenen wahren es 17,5 % mit Komplikationen während der Schwangerschaft und Geburt und 23,6 % mit Unterleibsoperationen. Außerdem gaben die belästigten Frauen im Vergleich zu den nicht Betroffenen einen erhöhten Drogenkonsum an und sie nahmen häufiger psychogene Medikamenten ein (Müller und Schröttle, 2004). Laut Holzbrecher können psychische Probleme wie Angststörungen, Schlafstörungen, Essstörungen, Konzentrationsstörungen oder Alpträume Folgen von sexueller Belästigung sein. Außerdem geben die betroffenen Frauen psychosomatische Beschwerden wie Schmerzen oder allergische Reaktionen an. Hinzu kommt, dass die Betroffenen durch die negativen Erfahrungen misstrauisch gegenüber dem anderen Geschlecht werden, wodurch es zu Beziehungs- und sexuellen Problemen kommen kann. Die Folgen können sogar soweit gehen, dass medizinische und therapeutische Behandlungen nötig sind (Holzbrecher et al., 1997).

Die belästigten Frauen sprechen nicht gern über das Erlebte. Sie fühlen sich mitschuldig an der Tat und empfinden Scham. Außerdem haben sie Angst vor sozialen und ökonomischen Folgen wie Ausgrenzung und Schikanen durch die Kollegen oder Betriebsklatsch. Hinzu kommen Angst vor weiteren Übergriffen und Bedrohungen durch die Täter sowie Probleme der Verbalisation und die Sorge, dass ihnen nicht geglaubt wird. Die betroffenen Frauen befinden sich dadurch in einer Doppelopferrolle, wenn sie es wagen, sich zu wehren. Dies verschärft die seelische Belastung und führt zum Teufelskreis (Hugo, 2007).

In der branchenübergreifenden Studie „Sexuelle Belästigung am Arbeitsplatz" gab 6% der belästigten Frauen an, dass sie ihre Arbeitstelle gekündigt haben. 3% beantragte eine Versetzung und 2 % der Frauen erhielt schlechtere Zeugnisse. Da den Frauen die Schuld für den Vorfall gegeben wird und sie kaum Unterstützung im Betrieb erhalten, wird die Belastung für sie unerträglich, so dass sie den Arbeitsplatz kündigen, auch wenn sie noch keine neue Stelle in Aussicht haben (Holzbrecher et al., 1997).

Die Studie konnte zeigen, dass sexuelle Belästigung zu erheblichen Belastungen führen kann, die sich negativ auf die allgemeine Leistungsfähigkeit und Gesundheit auswirken. Außerdem entstehen dadurch nicht nur gesundheitliche Probleme für die Betroffenen. Auch werden die Chancen von Frauen im Berufsleben gemindert und es entstehen Folgekosten für die Gesellschaft wegen Leistungsabnahme, Fehlzeiten, medizinischen und therapeutischen Behandlungen, Arbeitslosigkeit und Arbeitsunfähigkeit.

5 Rechtslage

1974 wurden in Deutschland erstmals sexuelle Übergriffe von Vorgesetzten, Arbeitgeber-Innen und Auszubildenden unter Strafe gestellt. Das Strafrecht regelt Straftaten gegen die sexuelle Selbstbestimmung in den §§ 174-185 Strafgesetzbuch (StGB) und gegen Körperverletzung im § 223 StGB (Degen und Geisweid, 1997). Auch im Arbeitsrecht ist der Tatbestand der sexuellen Belästigung geregelt. Die ArbeitgeberInnen haben Fürsorgepflicht. Nach Artikel 2 Grundgesetz müssen sie die Persönlichkeitsrechte auf sexuelle Integrität und Selbstbestimmung und den Betriebsfrieden wahren und können (sexuell) verbales und körperliches Verhalten sanktionieren. Nach § 618 Bürgerliches Gesetzbuch (BGB) müssen die ArbeitnehmerInnen vor Gefahr für Leib und Seele geschützt werden. Außerdem sind die ArbeitgeberInnen zur Aufrechterhaltung der guten Sitten und des Anstands verpflichtet. Weiterhin ist Geschlechterdiskriminierung nach § 611 BGB und § 67 Absatz 1 Bundespersonalvertretungsgesetz geregelt (Meschkutat und Holzbrecher, 2008). Nach § 273 BGB haben die Betroffenen bei Wiederholungsgefahr das Recht, zu ihrem eigenen Schutz die Arbeitsleistung ohne Verlust von Vergütungsansprüchen zu verweigern, und das Recht auf Kündigung ohne Sperre bei der Bundesagentur für Arbeit. Außerdem können Sie eine Klage auf Schmerzensgeld einreichen, wenn die ArbeitgeberInnen ihrer Fürsorgepflicht nicht nachkommen (Hugo, 2007).

Trotz dieser Gesetzeslage zeigte sich bei den Beschwerderegelungen eine Lücke wegen schwer zu erbringenden Beweisen. Außerdem waren die meisten sexuellen Grenzverletzungen nicht schwerwiegend genug, um nachhaltige Sanktionen bewirken zu können. Die Belästiger konnten das Problem leugnen oder sich aus der Verantwortung ziehen, wenn sie sich des Unrechts der Handlung nicht bewusst waren. Dies erschwerte die Strafverfolgung. Deswegen wurde am 01.09.1994 das Beschäftigtenschutzgesetz verabschiedet (Meschkutat und Holzbrecher, 2008).

Das Beschäftigtenschutzgesetz sollte die Lücken der bisherigen Gesetzeslage schließen und mögliche Beschwerdewege regeln. Die Betroffenen müssen ihre Beschwerde an die ArbeitgeberInnen richten. Die müssen Maßnahmen prüfen wie Abmahnung, Kündigung etc. Eine weitere Möglichkeit ist die Beschwerde an den Betriebs- oder Personalrat. Des Weiteren sieht das Gesetz firmeninterne Aufklärung über sexuelle Belästigung vor sowie die Schaffung von entsprechenden Ansprechstellen (Hugo, 2007).

In der Studie „Beschäftigtenschutzgesetz in der Praxis" wurde die Wirksamkeit des Gesetzes überprüft mit dem Ergebnis, dass immer noch kein ausreichender Schutz gegeben ist, weil die Beweislast beim Opfer liegt und es selten Zeugen gibt. Außerdem soll das Gesetz in Betrieben und Dienststellen ausgehängt werden, was aber oft nicht der Fall ist. Hinzu kommt, dass keine klaren Sanktionen und kein verbindliches geregeltes Beschwerdeverfahren im Belästigungsfall formuliert worden sind. Des Weiteren gibt es Defizite in der Umsetzung des Gesetzes, weil es in den Betrieben nicht bekannt ist (Pflüger et al., 2002).

Um weitere Lücken zu schließen, trat am 18.06.2006 das Allgemeine Gleichstellungsgesetz in Kraft. Neben einer Beweislasterleichterung muss sexuelle Belästigung nicht mehr vorsätzlich sein um zu klagen. Ein Klaps auf den Po reicht aus. Aber selbst Richter wissen zu wenig über die Rechtslage. Laut Jagusch wären hier entsprechende Schulungen sinnvoll (Jagusch, 2008).

Wenn es zur Rechtsprechung im Falle von sexueller Belästigung kommt, dann werden meistens Strafrechtsurteile und selten arbeitsrechtliche Urteile gefällt. Auch bei Vorhandensein von Beweisen werden selten arbeitsrechtliche Schritte eingeleitet, weil die Betroffenen unter Druck gesetzt werden, indem sie auf die Folgen für die Belästiger hingewiesen werden (Hugo, 2007).

Zwischen dem hohen Ausmaß von sexueller Belästigung und der Unterstützung im Betrieb ist eine große Lücke, wie im folgenden Kapitel gezeigt wird. Weil Frauen sich scheuen, ihre Rechte auf dem arbeitsrechtlichen Weg durchzusetzen, sind präventive Maßnahmen von Betriebs- und Personalräten wichtig.

6 Gegenwehr der Betroffenen und Unterstützung im Betrieb

6.1 Reaktionen und Handlungsmöglichkeiten der Betroffenen

Eine Umfrage unter weiblichen Auszubildenden in München untersuchte die Reaktionen der Betroffenen auf sexuelle Belästigung. 18 % der befragten Auszubildenden hatte den Belästiger zur Rede gestellt, 10 % hat mit einer Beschwerde gedroht und 15 % hat sich auf massive sexuelle Belästigungen körperlich gewehrt. Insgesamt hat 43% der Belästigten sich verbal oder physisch gewehrt.

Im Gegensatz dazu versuchte 53% der Auszubildenden das Geschehene zu bagatellisieren. Sie gingen scherzhaft damit um, um auf einer unverbindlichen Ebene zu bleiben und niemanden zu verletzen. Allerdings entsteht dadurch kein ernsthafter Widerstand. Hinzu kommt, dass die häufige Einschätzung von Frauen, dass Belästigungen normal oder ertragbar sind, sexuelle Belästigung von Männern reproduziert und verfestigt (DGB-Jugend München, 2000).

Laut dem Bundesverband für Frauenberatungsstellen und Frauennotrufe ist es wichtig, dass die Betroffenen selbst erkennen, dass es sich um sexuelle Belästigung handelt. Sie müssen ihre eigenen Empfindungen ernst nehmen und sich verdeutlichen, dass jede Frau ein Recht auf einen Arbeitsplatz hat, an dem sie von sexueller Belästigung verschont bleibt.

Frauenberatungsstellen empfehlen, gleich beim ersten Vorfall unmittelbar und direkt zu reagieren. Die Täter rechnen meistens nicht mit Gegenwehr. Dabei sollte der Belästiger laut und energisch zurückgewiesen werden, damit andere davon mitbekommen und später eventuell als Zeugen fungieren können. Die weiteren Möglichkeiten für die Opfer können eine Beschwerde oder Klage gegen den Belästiger sein. Gespräche mit Vertrauenspersonen oder Kollegen und ein gemeinsames Vorgehen mit eventuellen anderen Opfern des Täters können weiterhelfen. Außerdem können sich die betroffenen Frauen an professionelle AnsprechpartnerInnen wie Frauennotrufe, Frauenbeauftragte, Gewerkschaften oder Rechtsanwältinnen und Rechtsanwälte wenden (Bundesverband für Frauenberatungsstellen und Frauennotrufe, 2008).

Ein Krisen- und Beratungszentrum für vergewaltigte und sexuell belästigte Frauen ist LARA in Berlin. Sie suchen mit Betroffenen nach Bewältigungsmöglichkeiten und bringen das tabuisierte Thema an die Öffentlichkeit. Sie beraten und unterstützen Frauen u.a. nach sexueller Belästigung. Frauen steht das Angebot kostenlos zur Verfügung. Sie können sich persönlich oder anonym per Telefon oder Email an LARA wenden. Weitere Angebote sind Kurzzeittherapie, juristische Beratung sowie Fortbildung und Supervision für verschiedene Berufsgruppen (Verein gegen sexuelle Gewalt e.V, 2009).

6.2 Reaktionen und Handlungsmöglichkeiten im Betrieb

Die Schlüsselrolle zur Vermeidung sexueller Belästigung hat der Betrieb.

Allerdings ergab die Umfrage unter den weiblichen Auszubildenden aus München, dass die betriebliche Realität ganz anders aussieht. Personalverantwortliche und Interessenvertretungen haben die Bedeutung von sexueller Belästigung als Problem kaum erkannt. Statt den Betroffenen zu helfen, sind verbale Verurteilungen der Opfer, Ausweichen und Umdeuten von den Verantwortlichen an der Tagesordnung, um die Männer zu schützen (DGB-Jugend München, 2000). Personalverantwortliche schlagen sich eher auf die Seite des Belästigers. Das liegt daran, dass Männern ein höherer sozialer Wert von der Gesellschaft zugebilligt wird als Frauen. Sie haben ein höheres moralisches Recht auf Unverletztheit ihrer Würde (Schnock, 1999).

Frauen wird die Schuld zugewiesen, sie werden mitverantwortlich gemacht. Ihnen wird sogar vorgeworfen, beruflich ungeeignet zu sein. Dadurch ist das Vertrauen in die Unterstützung im Betrieb gering. Trotzdem wagte 16% der befragten Auszubildenden den offiziell-betrieblicher Weg einer Beschwerde, obwohl es ihnen peinlich war und sie Angst vor weiteren Schikanen und Sanktionen hatten. Ernsthafter Widerstand gegen sexuelle Belästigung bleibt aber eher die Ausnahme durch den Wunsch, sich der betrieblichen Realität anzupassen. Lieber wenden sich die belästigten Frauen an außerbetriebliche Beratungsangebote (DGB-Jugend München, 2000).

Deswegen ist eine offene, vertrauensvolle Arbeitsatmosphäre wichtig, damit sexuelle Belästigung überhaupt „angezeigt" wird. Gleichzeitig würde dadurch sexuelle Belästigung verhindert werden. Dienstanweisungen, Hausordnungen oder Dienstvereinbarungen sind notwendig, um den Umgang mit sexueller Belästigung zu regeln. Fortbildungsveranstaltungen im Betrieb können für die Problematik sensibilisieren und über Unterstützungs- und Beratungsstellen informieren. Auch Vorgesetzte und potentielle Ansprechpartner sollten an entsprechenden Seminaren teilnehmen, um im Beschwerdefall Handlungssicherheit zu erlangen (Hugo, 2007).

Laut Schnock müssten mehr Frauen in hohen beruflichen Positionen arbeiten, um in der Lage zu sein, im Belästigungsfall selbst negative Sanktionen für Männer erlassen zu können. Dies ist aber wegen des geschlechtshierarchischen Arbeitsmarktes selten möglich (Schnock, 1999).

7 Fazit

Sexuelle Belästigung ist mittlerweile als Problem anerkannt worden. Trotzdem gibt es immer noch Schwierigkeiten der Definition und Abgrenzung. Es wird von Männern als universelles Mittel eingesetzt, um die Erwerbsfähigkeit von Frauen herabzusetzen und damit ihre eigene Vormachtstellung auf dem Arbeitsmarkt zu sichern. Dadurch werden nicht nur die beruflichen Möglichkeiten der Frauen eingeschränkt, sondern es kommt auch zu weit reichenden gesundheitlichen Folgen. Die Gesetzeslage zu dem Tatbestand der sexuellen Belästigung am Arbeitsplatz ist zwar verbessert worden, aber sie weist immer noch Lücken auf.

Auch wenn die betroffenen Frauen über ihre Möglichkeiten sich zu wehren bescheid wissen, kommt es selten zu einer Beschwerde. Frauen haben nicht nur Angst vor weiteren Schikanen, auch halten sie eine Beschwerde für wenig sinnvoll, weil sie kaum Unterstützung vom Betrieb erhalten, was die belastende Situation für die Betroffenen noch mehr verschärft.

Anstatt den Frauen die Schuld zuzuschreiben und die Problematik zu bagatellisieren, sollte es vertrauensvolle Ansprechpersonen geben, an die sich betroffene Frauen im Belästigungsfall wenden können und die die Anliegen der Frauen ernst nehmen. Dabei ist es wichtig, dass die entsprechenden Vertrauenspersonen durch Fortbildungsmaßnahmen und klare Dienstanweisungen für die Problematik der sexuellen Belästigung am Arbeitsplatz sensibilisiert werden und Handlungssicherheit im Beschwerdefall erlangen, um den betroffenen Frauen ausreichende Unterstützung bieten zu können. Des Weiteren ist eine vertrauensvolle und offene Arbeitsatmosphäre notwendig, damit Frauen überhaupt den Mut zu einer Beschwerde haben.

Um sexuelle Belästigung am Arbeitsplatz vermeiden zu können, müssten genauso viele Frauen in Führungspositionen vertreten sein wie Männer. Damit wäre die ungleiche Machtverteilung nicht mehr gegeben, die sexuelle Belästigung bedingt. Da der Arbeitsmarkt geschlechtshierarchisch strukturiert ist, schaffen Frauen es selten in hohe berufliche Positionen, so dass es kaum zu Veränderungen kommt. Da berufstätige Frauen auf dem Arbeitsmarkt Konkurrentinnen für Männer sind, ist es bei einer angespannten Arbeitsmarktlage oder Wirtschaftskrise noch unwahrscheinlicher, dass sich am Status quo etwas ändert. Es könnte sogar sein, dass das Ausmaß von sexueller Belästigung am Arbeitsplatz zunimmt, um Frauen vom Arbeitsmarkt zu verdrängen.

8 Literaturverzeichnis

Bundesministerium für Familie, Senioren, Frauen und Jugend (2007). *Schutz vor sexueller Belästigung am Arbeitsplatz und in der Berufsausbildung.* Bundesministerium für Familie, Senioren, Frauen und Jugend. http://www.bmfsfj.de/Politikbereiche/gleichstellung,did=73020.html. Stand 12.08.2009.

Bundesverband Frauenberatungsstellen und Frauennotrufe (2008). *Sexuelle Belästigung am Arbeitsplatz.* Bundesverband Frauenberatungsstellen und Frauennotrufe. http://www.frauen-gegen-gewalt.de/index.php?m=Gewalt+gegen+Frauen&dok_id=55. Stand 23.07.2009

Degen, B., Geisweid, H. (1997). *Rechtsratgeber Frauen im Beruf.* Reinbek: Rowohlt Verlag.

DGB-Jugend München (2000). *Sexuelle Belästigung am Ausbildungsplatz.* DGB-Jugend München. http://www.azuro-muenchen.de/umfragen/umfrage-sexuelle-belaestigung.html. Stand 26.07.2009

Holzbrecher, M., Braszeit, A., Müller, U., Plogstedt, S. (1997). *Sexuelle Belästigung am Arbeitsplatz.* Stuttgart: Kohlhammer Verlag.

Hugo, C. (2007). *Sexuelle Belästigung am Arbeitsplatz – Ein Gesundheitsrisiko für Frauen.* In: Gesundheit Berlin (Hrsg.). Dokumentation 13. bundesweiter Kongress Armut und Gesundheit. Berlin.

Jagusch, B. (2008). *Kaum Klagen aber mehr Anfragen.* Frau geht vor, 2008, 16-17.

Meschkutat, B., Holzbrecher, M. (2008). *Sexuelle Belästigung und Gewalt: (K)ein Thema für Personalverantwortliche?.* In: Krell, G. (Hrsg.), Chancengleichheit durch Personalpolitik (S. 365-372). Wiesbaden: Gabler Verlag.

Müller, U., Schröttle, M. (Projektleitung) (2004). *Lebenssituation, Sicherheit und Gesundheit von Frauen in Deutschland.* Berlin: Bundesministerium für Familie, Frauen, Senioren und Jugend.

Pflüger, A., Baer, S., Schlick, G., Büchs, M., Kalender, U. (2002). *Beschäftigtenschutzgesetz in der Praxis.* München/Berlin: Bundesministerium für Familie, Frauen, Senioren und Jugend.

Schnock, B. (1999). *Die Gewalt der Verachtung.* St. Ingbert: Röhrig Universitätsverlag.

Tebart, A. (1998). Schwerpunkt: Sexuelle Belästigung am Arbeitsplatz. Frau geht vor, 98, 5 - 16.

Verein gegen sexuelle Gewalt e.V.. http://lara-berlin.de/. Stand 17.08.2009.

Wobbe, T., Nunner-Winkler, G. (2007). *Geschlecht und Gesellschaft.* In: Joas, H. (Hrsg.), Lehrbuch der Soziologie (S. 287-312). Frankfurt/Main: Campus Verlag.